Inhalt

EINLEITUNG

Wie entstand eigentlich der Trend „Sirtfood"?

Vielleicht kennst du den Song aus dem James Bond Film „Skyfall"? Adele ist die Sängerin dieses wundervollen Songs. Außerdem hat sie weitere Hits wie „Hello", „Someone like you" oder Set fire to the rain" gesungen. Was das mit Sirtfood zu tun hat? Ich sag's dir: Adele hat mit dieser Sirtfood Diät satte 45kg abgenommen. Dadurch war sie überall in den Schlagzeilen und so wurde Sirtfood zum Trend.

Eventuell hast du beim Kauf dieses Buches auch auf mein Autorenprofil geschaut und entdeckt, dass ich eigentlich als Experte für Persönlichkeitsentwicklung und Erfolg positioniert bin. Stellt sich die Frage: Was hat so ein Erfolgstrainer mit Sirtfood zu tun und warum schreibt er ein Kochbuch? Das hat 2 Gründe:

1. Ich glaube, dass du nur wirklich erfolgreich und glücklich sein

kannst, wenn es dir körperlich gut geht. Körperliche Gesundheit und Psychische Gesundheit sind immer miteinander verknüpft. Außerdem kann man nicht leistungsfähig sein wenn es einem nicht physisch nicht gut geht. Und Erfolg hat auch immer etwas mit Leistung zu tun.

2. Komme ich aus der Fitnessbranche. Dort habe ich meine Wurzeln. Und dort hatte ich auch das Vergnügen Menschen kennen zu lernen, die wesentlich tiefer in der Marterie „Gesundheit & Abnehmen“ drin sind als ich selbst. Und mit genau diesen habe ich mich zusammen getan, um dir diesen Ratgeber zu liefern.

Und jetzt wünsche ich dir viel Spaß beim Lesen, Abnehmen und dich besser fühlen ☺

P.S.: Wer Rechtschreibfehler findet, darf sie sogar behalten! Ich habe dieses Buch nicht geschrieben, um dir zu zeigen wie gut meine Rechtschreibung ist, sondern um dir einen Einstieg in ein gesünderes, leistungsfähigeres und schöneres Leben zu geben.

Und denke bitte daran: Vom Lesen hat noch niemand abgenommen ;) Du musst auch die Tipps umsetzen, die du hier erhältst.

Wer ist dieser Sirtfood? Und wie kann er mir beim Abnehmen helfen?

Diäten wie beispielsweise die **Paleo-Diät** oder **Low Carb** sind längst überholt.

Die Sirtfood-Diät setzt vor allem auf **Proteine**. Genauer gesprochen: Auf ein ganz gezieltes Protein mit dem Namen Sirtuin.

Um abzunehmen, musst du dich bei dieser Ernährungsweise lediglich an bestimmte Lebensmittel halten , welche dieses Eiweiß enthalten.

Es hört sich zu gut an, um wahr zu sein: Gewicht verlieren mit Rotwein und Schokolade! Im Rahmen vieler Ernährungstrends sind Lebensmittel, wie Süßigkeiten und alkoholische Getränke verboten. Doch bei Sirtfood hingegen gehören diese mit dazu.

Wenn ich von "Sirtfoods" sprechen, meine ich Lebensmittel, die in Kombination mit einer gezielten Kalorienzufuhr die Aktivität der sogenannten Sirtuine beeinflussen soll. Sirtuine sind Enzyme, die unter anderem auf deinen Fettstoffwechsel, Entzündungen sowie dein Stoffwechselalter eine positive Wirkung haben können.

Sirtuin hilft beim **Muskelaufbau** und bei der **Fettverbrennung**. Es stärkt unser **Immunsystem**, beschützt darüber hinaus den Körper vor Krankheiten und Entzündungen und sorgt dafür, dass der Zellstoffwechsel vermindert wird. Das heißt, dass der Alterungsprozess verlangsamt wird und du somit "länger jung" bleibst.

Sirtfood-Entdecker Aidan Goggins und Glen Matten sagen: Innerhalb von einer

Woche nimmst du mit der Ernährungsumstellung zu Sirtfood bis zu drei Kilo ab. Wie geht das?

Über das Essen von Lebensmitteln, die reich an Sirtuinen sind, und eine verminderte Kalorienzufuhr. Ganz genau gesagt: In der 1. Woche nimmst du 1000 Kalorien und in der zweiten Woche ca 1500 pro Tag zu dir.

Wenn du darüber hinaus Sport treibst, purzeln die Kilos natürlich noch mehr. Wer sich nach der Sirtfood-Diät ernähren will, muss nicht nur darauf nicht achten, wie viel er zu sich nimmt, sondern vor allem was.

Bestimmte Lebensmittel sind besonders reich an Substanzien, welche die Aktivität von Sirtuin erhöhen. Die Vermutungen der beiden Entdecker der Sirtfood-Diät liegen darin, dass ein hohe Aufnahme dieser Sirtuin-Lebensmittel (Abkürzung: Sirtfoods) einen positiven Impact auf den Fettstoffwechsel sowie den Alterungsprozess hat.

Wie funktioniert die Sirtfood-Diät?

Die Sirtfood-Diät hat drei Phasen:

Um den Körper erst einmal zu entschlacken und den Fettstoffwechsel auf die Umstellung und die Gewichtsabnahme vorzubereiten, beginnst du mit einer täglichen Kalorienzufuhr von 1000 Kalorien vor allem in Form von Säften oder Smoothies. Säfte aus sirtuinhaltigen Lebensmitteln wie zum Beispiel Rucola, Apfel, Sellerie oder Petersilie stehen in **Phase 1** auf dem Plan.

1500 Kilokalorien pro Tag prägen die **zweite Phase** der Sirtfood-Diät. Diese ist ein Mix aus Säften und Hauptmahlzeiten aus sirtuinreichen Nahrungsmitteln. Jedoch werden die "Wunder-Inhaltsstoffe" auch mit anderen "normalen" Nahrungsmmitteln kombiniert, um den Körper somit wieder langsam daran zu gewöhnen. Ist das Zielgewicht erreicht, kann diese Phase auch beendet werden.

Die **dritte Phase** erkläre ich dir nach deinem 7 – Tage – Einstiegsplan.

Kann ich mit der Sirtfood-Diät gesund abnehmen?

Ja, wenn du deine Ernährung nachhaltig umstellst, da sonst der berühmt berüchtigte Jojo-Effekt einsetzt.

So gelingt dir der richtige Einstieg

Gerade die 1. Phase der Sirtfood-Diät ist für viele Menschen wegen der Kalorienzufuhr von 1000 Kalorien besonders schwer. Um dir den Einstieg zu erleichtern, kannst du auch mit einer langsamen Kalorienreduktion beginnen. Das heißt, deine normale Kalorienanzahl wird nicht direkt auf 1000 Kalorien reduziert, sondern nach deinem körperlichen Wohlbefinden langsam adaptiert werden.

Mit einer schonenderen Umstellung fällt dir das Durchziehen leichter und der Körper kann sich Schritt für Schritt an die neue Ernährung gewöhnen.
Nachteil: Deine Gewichtsabnahme wird dadurch natürlich etwas verzögert.

Hier bekommst du einen 7 Tage Sirtfood Enährungsplan mit Frühstück, Mittag- und Abendessen. Solltest du vor Hunger sterben, nutze den Snack für zwischendurch.
Gutes Gelingen ☺

Tag 1

Frühstück: Orangen-Möhren-Drink

Mittag: Eier-Brokkoli-Salat

Snack: Rotkohl-Feigen-Drink mit Arionabeeren

Abend: Süßkartoffelsuppe mit Grünkohl

Tag 2:

Frühstück: Blaubeere-Kokos-Smoothie

Snack: Clementinen Joghurt

Mittag: Blumenkohlsalat mit Kichererbsen

Abend: Portugiesischer Grünkohleintopf

Tag 3:

Frühstück: Granatapfel-Smoothie

Snack: Soja-Ananas-Mix

Mittag: Grapefruit-Avocado-Salat

Abend: Klare Grünkohlsuppe

Tag 4:

Frühstück: Breakfast-Quinoa

Snack: Kiwi-Limetten-Cocktail

Mittag: Chili-Lachsfilet

Abend: Japanischer Nudelsalat

Tag 5:

Frühstück: Chiapudding mit Heidelbeeren und Bananen

Snack: Erdnuss-Riegel

Mittag: Quinoa mit Brokkoli, Pilzen und Currysauce

Abend: Wirsing-Apfel-Gemüse

Tag 6:

Frühstück: Ananas Joghurt

Snack: Feigen-Cranberry-Riegel

Mittag: Scharfer Steaksalat

Abend: Süßkartoffelcurry mit Basmatireis

Tag 7:

Frühstück: Beeren-Smoothie-Bowl mit Kernen

Snack: Gefüllte Tomaten

Mittag: Pürierte Linsensuppe

Abend: Buchweizen mit Brokkoli und Ei

Rezepte des 7-Tage – Einstiegplans

Möhren-Orangen-Drink

mit Quark

Schwierigkeit: leicht

Zubereitung: 5 min

Kalorien: 142 kcal

Hiermit deckst du bereits deinen Tagesbedarf an Vitamin A und stärkst so dein Augenlicht und Haut. Außerdem bringt das Vitamin C deie Abwehrkräfte auf Hochtouren – besonders wichtig in stressigen Situationen.

1 Portion enthält
(Anteil vom Tagesbedarf in Prozent)

Kalorien	142kcal	(7 %)
Protein	8 g	(8 %)
Fett	2 g	(2 %)
Kohlenhydrate	19 g	(13 %)
zugesetzter Zucker	0 g	(0 %)
Ballaststoffe	0,5 g	(2 %)

Wer möchte, rührt noch etwas Weizenkleie ein. Die darin enthaltenen Ballaststoffe, machen dich länger satt ohne zusätzliche Kalorien.

Zutaten für 1 Portion:

1 Orange
½ kleine Grapefruit
100 ml Möhrensaft
40 g Magerquark (4 EL)
½ **TL** Rapsöl

Küchengeräte

1 Messbecher, 1 Esslöffel, 1 Teelöffel, 1 Stabmixer, 1 hohes Gefäß

Zubereitungsschritte

1. Orangen und Grapefruit auspressen

2. Orangen- und Grapefruitsaft mit Möhrensaft, Magerquark und Öl in ein hohes Gefäß geben und dann mit dem Stabmixer fein pürieren.

Eier-Brokkoli-Salat mit Joghurt-Dressing

Schwierigkeit: leicht

Zubereitung:40 min

Kalorien: 304kcal

Mit dem Eier-Brokkoli-Salat kommen extrem viele B-Vitamine ins Spiel. Allein 80 Prozent des Tagesbedarfs an Pantothensäure nimmst du mit einer einzigen Portion auf.

Dieses auch als B_5 bezeichnete Vitamin fördert den Haarwuchs und bestärkt die Wundheilung.

1 Portion enthält:

Kalorien	304kcal	(14 %)
Protein	25 g	(26 %)
Fett	17 g	(15 %)
Kohlenhydrate	11 g	(7 %)
zugesetzter Zucker	0 g	(0 %)
Ballaststoffe	8 g	(27 %)

(Anteil vom Tagesbedarf in Prozent)

Ein paar Kalorien lassen sich noch einsparen, wenn du den fettarmen Joghurt (1,5 % Fett) durch Magermilchjoghurt (0,1 bzw. 0,3 % Fett) ersetzt. Anstelle der Pinienkerne passen auch geröstete Cashewkerne wunderbar in den Salat.

Zutaten für 1 Portion:

1 ½ Eier
250 g Brokkoli
1 ½ kleine getrocknete Tomaten
Salz
½ EL Pinienkerne
75 g Joghurt (1,5 % Fett)
Pfeffer
½ TL Senf
½ TL Sesamöl
½ Knoblauchzehe
40 g braune Champignons

Küchengeräte

1 Eierstecher, 1 Topf mit Deckel, 1 kleiner Topf, 1 kleines Messer, 1 Arbeitsbrett, 1 Teelöffel, 1 Esslöffel, 1 Sieb, 1 kleine Pfanne, 1 Teller, 1 Schüssel, 1 Schneebesen, 1 Knoblauchpresse, 1 kleine Schüssel, 1 Holzlöffel

Zubereitung

Eier anpiksen und in kochendem Wasser in 8–10 Minuten hartkochen. Eier abgießen, mit kaltem Wasser abschrecken und pellen. Eier auskühlen lassen.

Während die Eier kochen, Brokkoli putzen, waschen und in Röschen teilen. Dicke Stiele schälen und klein schneiden. Tomaten in feine Streifen schneiden.

Brokkoli zugedeckt 5–7 Minuten in wenig kochendem Salzwasser bei mittlerer Hitze dünsten. Tomatenstreifen ca. 3 Minuten mitdünsten. Brokkoli und Tomatenstreifen abgießen, gut abtropfen lassen.

Inzwischen die Pinienkerne in einer kleinen Pfanne ohne Fett rösten und auf einem Teller auskühlen lassen.

Joghurt, Salz, Pfeffer, Senf und Öl zu einem Dressing verrühren. Knoblauch schälen, durch eine Knoblauchpresse zum Joghurt drücken und unterrühren.

Champignons putzen und in feine Scheiben schneiden.

Pilze, Tomatenstreifen und Brokkoli vorsichtig mit dem Joghurt-Dressing mischen. 10 Minuten ziehen lassen.

Inzwischen die Eier in Spalten scheiden und zum Schluss vorsichtig unter den Salat mischen. Den Eier-Brokkoli-Salat mit Pinienkernen bestreut servieren.

Süßkartoffelsuppe mit Grünkohl

Schwierigkeit: leicht

Zubereitung: 40 min

Kalorien: 278 kcal

Möhren und Süßkartoffeln haben farbliches Aussehen dem Pflanzenstoff Betacarotin zu verschreiben, einer Vorstufe von Vitamin A. Das fettlösliche Vitamin ist unter anderem für gesunde Augen wichtig.

Grünkohl enthält viel immunstärkendes Vitamin C.

Kalorien	278kcal	(13 %)
Protein	8 g	(8 %)
Fett	14 g	(12 %)
Kohlenhydrate	27 g	(18 %)
zugesetzter Zucker	0 g	(0 %)
Ballaststoffe	7,2 g	(24 %)

(Anteil vom Tagesbedarf in Prozent)

Die Suppe lässt sich wunderbar einfrieren und so für die nächsten Tage vorbereiten. Nur die Grünkohl-Einlage solltest du besser frisch zubereiten.

Zutaten für 1 Person:

¼	Zwiebel
¼	Knoblauchzehe
½	Möhren
100 g	Süßkartoffeln
37 ½ g	Knollensellerie
½ EL	Olivenöl
Jodsalz mit Fluorid	
Chilipulver	
¼ l	Gemüsebrühe
50 g	Grünkohl
10 g	Pekannüsse
50 g	Joghurt (1,5 % Fett)

Zubereitung:

1. Zwiebel, Knoblauch, Möhren, Süßkartoffeln und Sellerie schälen und klein würfeln.

2. Öl in einem Topf erhitzen. Gewürfeltes Gemüse darin bei starker Hitze 2–3 Minuten andünsten. Mit Salz und Chilipulver würzen, Brühe zugießen und bei kleiner Hitze etwa 20 Minuten köcheln lassen.

3. Inzwischen Grünkohl waschen, von den harten Stängeln streifen und Blätter in kochendem Salzwasser 1–2 Minuten blanchieren. Abgießen, abschrecken, ausdrücken und anschließend grob hacken.

4. Butter in einer Pfanne erhitzen. Grünkohl darin bei mittlerer Hitze ca. 5 Minuten andünsten. Inzwischen Pecannüsse hacken

5. Suppe fein pürieren und vom Herd nehmen. 120 g Joghurt unterrühren. Mit Salz und Chilipulver abschmecken.

6. Süßkartoffelsuppe in 4 tiefe Teller füllen und mit restlichem Joghurt garnieren. Grünkohl und Nüsse daraufgeben.

Rotkohl-Feigen-Drink mit Aroniabeeren

Schwierigkeit: leicht

Zubereitung: 20 min

Kalorien: 196kcal

Joghurt wirkt mit seinen Milchsäurebakterien positiv auf die Darmflora und fördert die Verdauung. Außerdem ist das Joghurt eine Calciumquelle und ein guter Proteinlieferant.

Bei Feigen ist der Anteil an Magnesium besonders lobenswert. Auf 100 Gramm der süßen Früchte kommen 75 Milligramm dieses muskel- und nervenstärkenden Mineralstoffs.

1 Portion enthält
(Anteil vom Tagesbedarf in Prozent)

Kalorien	196kcal	(9 %)
Protein	6 g	(6 %)
Fett	2 g	(2 %)
Kohlenhydrate	38 g	(25 %)
zugesetzter Zucker	8 g	(32 %)
Ballaststoffe	4,4 g	(15 %)

Anstelle der frischen Aroniabeeren kannst du auch getrocknete Früchte benutzen; verringere aber die Menge dann auf 2 Esslöffel.

Zutaten:

25 g	Rotkohl
1 ½	Feigen
½	Bananen
15 g	Aroniabeere
50 g	Joghurt (3,5 % Fett)
10 g	Akazienhonig

Zubereitung:

1. Rotkohl putzen, waschen und in grobe Stücke schneiden. Feigen putzen, waschen und halbieren. Bananen schälen und in Stücke schneiden. Aroniabeeren verlesen und waschen.

2. Alles zusammen mit Joghurt und 350 ml Wasser in einem Standmixer oder mit einem Stabmixer sehr fein pürieren. Drink mit dem Honig süßen und durch ein feines Sieb in Gläser füllen.

Blaubeer-Kokos-Smoothie

Schwierigkeit: leicht

Zubereitung: 10 min

Kalorien: 186kcal

Getrocknete Datteln als Zuckerersatz sind ja kein Geheimtipp mehr. Sie bestechen nicht nur mit ihrer Süße sondern enthalten auch wichtige Vitamine (vorallem Vitamin A für die Sehkraft), Mineralstoffe (Kalium und Magnesium für einen gesunden Wasserhaushalt und starke Muskeln) und Aminosäuren. Bei letzterem ist Tryptophan zu nennen, welches im Körper zu Melatonin umgeandelt wird. Dies wirkt beruhigend und fördert einen tiefen Schlaf. Durch die Blaubeeren ist dieser Smothie eine gute Ballaststoffquelle. Diese fördern die Verdauung und sorgen für eine lange Sättigung.

1 Portion enthält:
(Anteil vom Tagesbedarf in Prozent)

Kalorien	186kcal	(9 %)
Protein	2 g	(2 %)
Fett	5 g	(4 %)
Kohlenhydrate	31 g	(21 %)
zugesetzter Zucker	0 g	(0 %)
Ballaststoffe	3,2 g	(11 %)

Verwende anstatt des üblichen Cassia-Zimt lieber Ceylon-Zimt. Der ist zwar etwas teurer enthält aber weniger Cumarin, das bei empfindlichen Menschen Leberschäden verursachen kann. Gerade schwangere Frauen sollten Cassia-Zimt vermeiden.

Statt der Blaubeeren kannst du auch Erdbeeren, Papaya oder Ananas nehmen.

Zutaten für 1 Portion:

½	Banane
1	getrocknete Datteln (entsteint)
½ TL	Kokosöl
75 g	Blaubeeren (TK)
150 ml	Mandeldrink
½ Prise	Zimt
1 TL	Kokosraspel
1 ½ Blätter	frische Minze

Zubereitungsschritte

1. Banane schälen und in Stücke schneiden. Datteln halbieren.

2. Kokosöl mit Banane, Datteln, Blaubeeren, Mandelmilch, Zimt und Kokosraspeln in einen Mixer geben und alles auf höchster Stufe pürieren, bis die gewünschte Konsistenz erreicht ist.

3. Blaubeer-Kokos-Smoothie in 2 Gläser füllen und mit Kokosraspeln und Minze garnieren.

Blumenkohl-Salat mit Kichererbsen

Schwierigkeit: leicht

Zubereitung: 20 min

Kalorien: 282kcal

Blumenkohl besitzt viel Vitamin C – das wasserlösliche Vitamin ist wichtig für dein Immunsystem.

Die Kichererbsen enthalten viele Ballaststoffe und Proteine. Beides sorgt dafür, dass du lange satt bist.

Joghurt dient mit hochwertigem Eiweiß und liefert dazu knochenstärkendes Calcium.

1 Portion enthält
(Anteil vom Tagesbedarf in Prozent)

Kalorien	282kcal	(13 %)
Protein	14 g	(14 %)
Fett	8 g	(7 %)
Kohlenhydrate	32 g	(21 %)
zugesetzter Zucker	0 g	(0 %)
Ballaststoffe	11 g	(37 %)

Wenn du den Salat lieber vegan genießen möchtest, kannst du den Kuhmilchjoghurt einfach durch eine pflanzliche Alternative, beispielsweise Sojajoghurt ersetzen.

Zutaten für 1 Portion

¼	Blumenkohl
½ EL	Sesamöl
25 ml	Gemüsebrühe
2 ½ g	Petersilie
1 EL	Joghurt (3,5 % Fett)
¼ EL	Limettensaft
¼ Dose	Kichererbsen
50 g	Zuckerschoten
1 ¼	getrocknete Datteln (entsteint)

Zubereitungsschritte

1. Blumenkohl waschen, putzen und in kleine Röschen teilen. 1 EL Sesamöl in einer Pfanne erhitzen und Blumenkohlröschen darin rundherum etwa 5 Minuten braten. Mit Salz und Pfeffer würzen, Gemüsebrühe angießen und einmal aufkochen. Beiseite stellen.

2. In der Zwischenzeit Kichererbsen unter kaltem Wasser abspülen und abtropfen lassen. Zuckerschoten waschen, putzen und halbieren. Datteln klein schneiden.

3. Petersilie waschen, trocken schütteln und hacken. Mit Joghurt, Limettensaft und restlichem Öl verrühren. Dressing mit Kreuzkümmel und Koriander würzen.

4. Kichererbsen, Zuckerschoten, Datteln und Blumenkohl vermengen und mit Joghurt-Dressing servieren.

Portugiesischer Grünkohl-Eintopf mit Garnelen

Schwierigkeit: mittel

Zubereitung:1 h

Kalorien: 380kcal

Grünkohl ist reich am Mineralstoff Calcium. Mit dem Eintopf tust du deswegen etwas für deine Knochendichte und beugst so Osteoporose vor.

Darüber hinaus nimmst du dank der Garnelen jede Menge Jod zu dir, welches deine Schilddrüse funktionsfähig hält.

1 Portion enthält
(Anteil vom Tagesbedarf in Prozent)

Kalorien	380kcal	(18 %)
Protein	28 g	(29 %)
Fett	23 g	(20 %)
Kohlenhydrate	13 g	(9 %)
zugesetzter Zucker	0 g	(0 %)
Ballaststoffe	6 g	(20 %)

Zutaten für 1 Portion:

¾ Zwiebeln
½ Knoblauchzehen
25 g weiche Chorizo
75 g Kartoffeln (5 Kartoffeln)
1 EL Olivenöl
¼ **Msp.** Kreuzkümmel
200 ml Gemüsebrühe
110 g Grünkohl
⅛ Bio-Zitrone
¾ eingelegte Piri-Piri
90g Garnelen
Salz
Pfeffer

Küchengeräte

1 Topf, 1 kleine Schüssel, 1 Messbecher, 1 Arbeitsbrett, 1 großes Messer, 1 kleines Messer, 1 Esslöffel, 1 Teelöffel, 1 Holzlöffel, 1 Sparschäler, 1 Stabmixer

Zubereitung

1. Zwiebeln und Knoblauch schälen und fein würfeln. Wurst in feine Würfel schneiden.

2. Kartoffeln schälen, waschen und würfeln.

3.2 EL Olivenöl in einem Topf erhitzen. Zwiebeln darin unter Wenden in 7–8 Minuten glasig dünsten.

4. Knoblauch und Chorizo dazugeben und weitere 2 Minuten
braten. Kreuzkümmel, Kartoffeln und Brühe dazugeben, einmal aufkochen und etwa 20 Minuten bei mittlerer Hitze garen.

5. Inzwischen den Grünkohl putzen, gründlich waschen und gut abtropfen lassen. Grünkohl in sehr feine Streifen schneiden oder fein zerpflücken.

6. Zitrone heiß abspülen, trocken reiben und etwas Schale fein abreiben. Die Piri-Piri-Schoten abtropfen lassen, das Öl auffangen. Die Schoten fein hacken und mit restlichem Öl und Zitronenschale mischen.

7. Kartoffeln, Zwiebeln, Knoblauch und Wurst in der Brühe mit dem Stabmixer fein pürieren. Den Kohl in den Fond geben und alles weitere 10 Minuten bei mittlerer Hitze kochen lassen.

8. Garnelen abspülen, trockentupfen und in den Eintopf geben. Alles nochmals aufkochen und weitere 2 Minuten kochen lassen. Mit Salz und Pfeffer abschmecken. Eintopf mit dem Piri-Piri-Öl beträufeln und anrichten.

Clementinen-Joghurt mit Ingwer und Honig

Schwierigkeit: leicht

Zubereitung: 15 min

Kalorien: 119kcal

Ob als Nachspeise, zum Frühstück oder als Snack zwischendurch, hier passt einfach alles:

Dank der zahlreichen Aromen kommt der Joghurt mit wenig zusätzlicher Süße aus.

Bei figurfreundlicher Kalorienanzahl gönnst du dir zudem Kalzium, Vitamine und eine kleine Portion Eiweiß.

1 Portion enthält
(Anteil vom Tagesbedarf in Prozent)

Kalorien	119kcal	(6 %)
Protein	3 g	(3 %)
Fett	2 g	(2 %)
Kohlenhydrate	17 g	(11 %)
zugesetzter Zucker	4 g	(16 %)
Ballaststoffe	1 g	(3 %)

Das Filetieren ist dir zu aufwenid oder Clementinen haben gerade keine Saison? Das Dessert schmeckt auch mit zahlreichen anderen Früchten wunderbar. Probiere testweise Mango, Erdbeeren oder Melone.

Zutaten für 1 Portion:

1	Clementinen
5g	frischer Ingwer
½ Stiel	Minze
1 TL	flüssiger Honig
150 g	Joghurt (1,5 % Fett)

Küchengeräte

1 Arbeitsbrett, 1 kleines Messer, 1 großes Messer, 1 Schüssel, 1 Schneebesen, 1 Sparschäler, 1 Teelöffel

Zubereitung:

1. Clementinen schälen und die Fruchtfilets mit einem kleinen Messer zwischen den Trennhäuten herausschneiden, dabei den Saft auffangen.

2. Ingwer schälen und sehr fein hacken.

3. Minze waschen, trockenschütteln, Blätter abzupfen und in feine Streifen schneiden.

4. Honig, Clementinensaft, Ingwer und Joghurt verrühren, Mandarinenfilets dazugeben.

5. Clementinen-Joghurt in 2 Schälchen anrichten. Minze darüberstreuen.

Granatapfel-Smoothie mit Cranberrys

Schwierigkeit: leicht

Zubereitung: 10 min

Kalorien: 152 kcal

Cranberrys wie Granatapfelkerne bilden ein kulinarisches Dream-Team und leuchten nur so vor heilsamen Pflanzenwirkstoffen.

1 Portion enthält
(Anteil vom Tagesbedarf in Prozent)

Solltest du keine frischen Cranberrys bekommen, kannst du genauso gut gefrorene nehmen.

Kalorien	152kcal	(7 %)
Protein	7 g	(7 %)
Fett	4 g	(3 %)
Kohlenhydrate	19 g	(13 %)
zugesetzter Zucker	0 g	(0 %)
Ballaststoffe	3 g	(10 %)

Zutaten für 1 Person:

½	Granatapfel
50 g	Cranberrys
75 g	Joghurt (1,5 % Fett)
flüssiger Süßstoff	
125 ml	Milch (1,5 % Fett)
Eiswürfel	

Küchengeräte

1 Arbeitsbrett, 1 kleines Messer, 1 Schüssel, 1 Esslöffel, 1 Stabmixer, 1 Messbecher, 1 hohes Gefäß, 1 dünne Gummihandschuhe oder Einweghandschuhe

Zubereitung

1. Am Kelchansatz des Granatapfels ein keilförmiges Stück herausschneiden. Dann die Frucht über einer Schüssel mit etwas Druck auseinanderbrechen, sodass die meisten Kerne herausfallen. Eventuell mit dünnen Gummi- oder Einweghandschuhen arbeiten: Der Saft färbt stark.

2. Etwa 1 EL der Granatapfelkerne beiseitelegen. Den Rest mit den

Cranberrys und dem Joghurt in ein hohes Gefäß geben und mit einem Stabmixer fein pürieren.

3. Nach Belieben mit etwas Süßstoff abschmecken, die Milch und Eiswürfel zufügen und nochmals kurz durchmixen. In 2 Gläser füllen und mit den restlichen Granatapfelkernen garnieren.

Grapefruit-Avocado-Salat mit Gewürz-Dressing

Schwierigkeit: leicht

Zubereitung: 25 min

Kalorien: 360 kcal

Brunnenkresse und Grapefruit besitzen viel Vitamin C, die Avocado steuert viele einfach ungesättigte Fettsäuren bei. Diese Fettsäuren sind in der Lage, das schädliche LDL-Cholesterin im Blut zu verringern und das gute HDL-Cholesterin etwas zu steigern.

1 Portion enthält
(Anteil vom Tagesbedarf in Prozent)

Kalorien	360kcal	(17 %)
Protein	3 g	(3 %)
Fett	25 g	(22 %)
Kohlenhydrate	25 g	(17 %)
zugesetzter Zucker	6 g	(24 %)
Ballaststoffe	4,5 g	(15 %)

Zum richtig satt werden kannst du etwas Vollkorn-Baguette als Beilage essen.

Zutaten für 1 Person:

300 g Grapefruit
100 g reife Avocado
$\frac{1}{2}$ Frühlingszwiebeln
$\frac{1}{2}$ **TL** Kardamomkapseln
$\frac{1}{8}$ Zitrone
$\frac{3}{4}$ **EL** Olivenöl
$\frac{1}{2}$ **EL** Honig
$\frac{1}{4}$ **Ms** Piment
Salz
Pfeffer
10 g Brunnenkresse

Küchengeräte

1 Esslöffel, 1 Teelöffel, 1 kleines Messer, 1 großes Messer, 1 Arbeitsbrett, 1 große Schüssel, 1 kleine Schüssel, 1 Salatschleuder, 1 Mörser, 1 Zitronenpresse

Zubereitungsschritte

1. Grapefruits mit einem Messer so dick schälen, dass auch die weiße Innenhaut entfernt wird.

2. Grapefruitfilets zwischen den Trennhäuten herausschneiden, dabei den herabtropfenden Saft in einer Schüssel auffangen.

3. Avocados halbieren und die Steine entfernen. Avocadohälften schälen und das Fruchtfleisch in etwa 1 cm breite Spalten schneiden.

4. Frühlingszwiebeln putzen, waschen und schräg in dünne Ringe schneiden.

5. Ganze Kardamomkapseln oder die herausgelösten Kardamomsamen im Mörser gut zerstoßen. Zitronenhälfte auspressen.

6. Grapefruitsaft, 2 TL Zitronensaft, Kardamom, Öl, Honig und Piment verrühren. Das Gewürz-Dressing mit Salz und Pfeffer abschmecken.

7. Von der Brunnenkresse die unteren dicken Stiele abschneiden. Brunnenkresse verlesen, waschen und trockenschleudern. Brunnenkresse grob hacken.

8. Brunnenkresse mit etwa 1/3 des Gewürz-Dressings mischen. Avocadospalten, Frühlingszwiebeln, Grapefruitfilets und die marinierte Brunnenkresse auf Tellern anrichten. Mit dem restlichen Gewürz-Dressing beträufeln.

Klare Grünkohlsuppe mit Kichererbsen und Tomaten

Schwierigkeit:
ganz einfach

Zubereitung:
20 min
fertig in 50 min

Kalorien:
289 kcal

Dank der unglaublichen Zutaten-Kombi liefert dieses Gericht reichlich Ballaststoffe, Protein, Vitamine und Mineralstoffe (vor allem Kalzium und Eisen). Wenig Fett und Kalorien runden die Sache perfekt ab.

1 Portion enthält
(Anteil vom Tagesbedarf in Prozent)

Kalorien	289kcal	(14 %)
Protein	16 g	(16 %)
Fett	9 g	(8 %)
Kohlenhydrate	31 g	(21 %)
zugesetzter Zucker	2 g	(8 %)
Ballaststoffe	13 g	(43 %)

Wenn du deinem Körper helfen willst, das Eiweiß aus den Kichererbsen optimal zu verwerten, gönne dir am besten als Dessert einen Joghurt oder Quark. Im Mix mit Milchprodukten ergibt sich nämlich bei Hülsenfrüchten eine besonders Bioverfügbarkeit in Sachen Protein!

Zutaten für 1 Portion

140g frischer Grünkohl
Salz
½ Zwiebel
½ **EL** Olivenöl
½ **EL** spanisches Paprikapulver (geräuchert)
½ **TL** Paprikapulver (rosenscharf)
325 ml Gemüsebrühe
120 g Kichererbsen
2 Eiertomaten
½ **TL** flüssiger Honig
Pfeffer
½ kleine Bio-Zitrone

Küchengeräte

1 Topf, 1 Schüssel, 1 Messbecher, 1 Arbeitsbrett, 1 großes Messer, 1 Esslöffel, 1 Teelöffel, 1 Holzlöffel, 1 feine Reibe, 1 feines Sieb, 1 Dosenöffner

Zubereitungsschritte

1. Grünkohl putzen, dabei die harten Stiele und Blattrippen entfernen, Kohl gründlich waschen. In kochendem Salzwasser 3-4 Minuten garen. In kaltem Wasser abschrecken, damit Farbe und

Biss erhalten bleiben. Anschließend gut ausdrücken und grob hacken.

2. Zwiebel schälen, vierteln und in feine Streifen schneiden.

3. Öl in einem großen Topf erhitzen, Zwiebel und Grünkohl darin 4 Minuten andünsten.

4. Paprikapulver darüberstreuen und kurz mit andünsten.

5. Die Brühe dazugeben und aufkochen. Bei mittlerer Hitze 20 Minuten kochen lassen.

6. Kichererbsen in einem Sieb abspülen und abtropfen lassen. Zur Suppe geben und 10 Minuten weiterkochen.

7. Tomaten waschen, vierteln, entkernen und fein würfeln. Kurz vor Ende der Garzeit mit dem Honig zur Suppe geben und darin erhitzen.

8. Zitrone heiß abspülen, trockenreiben und die Schale fein abreiben. Nach Belieben 1/2-1 TL Zitronenschale in die Suppe geben. Mit Salz und Pfeffer abschmecken und servieren.

Soja-Ananas-Mix mit Himbeeren

Schwierigkeit: ganz einfach

Zubereitung: 5 min

Kalorien: 138kcal

Himbeeren sind wahre Energiefrüchte! Sie enthalten viele Ballaststoffe für eine intakte Verdauung.
Außerdem stecken die natürlichen Pflanzenfarbstoffe Quercetin und Kämpferol, darin die zum Herz-Kreislauf-Schutz beitragen.

1 Portion enthält:
(Anteil vom Tagesbedarf in Prozent)

Kalorien	138kcal	(7 %)
Protein	4 g	(4 %)
Fett	2 g	(2 %)
Kohlenhydrate	25 g	(17 %)
zugesetzter Zucker	0 g	(0 %)
Ballaststoffe	4 g	(13 %)

Selbstverständlich kannst du dir während der Beerensaison den Shake mit frischen Beeren gönnen. Wenn du Ananassaft kaufst, achte auf Direktsaft ohne Zuckerzusatz.

Zutaten für 1 Person:

50 g Himbeeren (tiefgekühlt)
75 ml Sojadrink (Sojamilch)
150 ml Ananassaft
Außerdem: Eiswürfel

Küchengeräte

1 Messbecher, 1 hohes Gefäß, 1 Stabmixer

Zubereitungsschritte

1. Von den gefrorenen Himbeeren 2-3 für die Garnitur beiseitelegen. Restliche Beeren mit Soja-Drink und Ananassaft in ein hohes Gefäß geben.

2. Mit einem Stabmixer auf höchster Stufe fein pürieren. Mit Eiswürfeln in ein Glas geben, mit den beiseitegelegten Himbeeren garnieren und sofort genießen.

Breakfast-Quinoa

Schwierigkeit:
leicht

Zubereitung:
20 min

Kalorien:
335kcal

1 Portion enthält:
(Anteil vom Tagesbedarf in Prozent)

Brennwert	335kcal	(16 %)
Protein	14 g	(14 %)
Fett	9 g	(8 %)
Kohlenhydrate	48 g	(32 %)
Ballaststoffe	8,9 g	(30 %)

Zutaten für 1 Portion:

100 g	Quinoa
300 ml	Milch oder Wasser
2 Handvoll	Obst
2 EL	Sonnenblumenkerne
Honig nach Belieben	

Zubereitungsschritte:

1. Den Quinoa in einem Sieb so lange mit kaltem Wasser abspülen, bis er klar ist.

2. Die Milch zum Kochen bringen und den Quinoa einstreuen. Nun zugedeckt bei kleiner Hitze etwa 15 Minuten köcheln lassen, bis die Körner weich sind.

3. In der Zwischenzeit das Obst waschen, ggf. entkernen und in mundgerechte Stücke schneiden.

4. Quinoa vom Herd nehmen, durchrühren und weitere fünf Minuten quellen lassen.

5. Das fertige Getreide in zwei Schüsseln füllen, das Obst und die Sonnenblumenkerne darübergeben und mit Honig beträufeln.

Chili-Lachsfilet mit pikanter Paprika-Mango-Sauce

Schwierigkeit:
leicht

Zubereitung:
30 min
fertig in 50 min

Kalorien:
480kcal

Der leckere Lachs liefert wichtige Omega-3-Fettsäuren, die unter anderem als natürliche Blutverdünner und deswegen Herz- und kreislauffreundlich unterstützen.

Mango und Paprikaschoten liefern eine richtige Portion Vitamin C

1 Portion enthält
(Anteil vom Tagesbedarf in Prozent)

Kalorien	480kcal	**(23 %)**
Protein	**36 g**	(37 %)
Fett	**29 g**	(25 %)
Kohlenhydrate	**16 g**	(11 %)
zugesetzter Zucker	**2 g**	(8 %)
Ballaststoffe	**5 g**	(17 %)

Zutaten für 1 Portion:

- ½ Jalapeños
- ¾ Bio-Limetten
- ¼ **EL** Chilipulver
- ¼ **TL** brauner Zucker
- **1,5 EL** Öl
- **180 g** Lachsfilet
- **75 g** Paprikaschote (rot)
- **50 g** vollreife, kleine Mango
- ¼ rote Zwiebel
- ⅛ **Bund** Koriander
- Salz
- Pfeffer
- Zucker
- **40 g** saure Sahne

Küchengeräte

1 Backblech, 2 Schüsseln, 1 kleine Schüssel, 1 Teller, 1 Arbeitsbrett, 1 großes Messer, 1 kleines Messer, 1 Esslöffel, 1 Teelöffel, 1 Sparschäler, 1 Pfannenwender, 1 Grillpfanne, 1 Spritzbeutel, 1 feine Reibe, 1 Zitruspresse

Zubereitungsschritte

1. Jalapeños abtropfen lassen, halbieren, entkernen und mit dem Messerrücken zu einer feinen Paste zerdrücken. Limetten auspressen. Die Schale von 1 ausgepressten Limettenhälfte abreiben.

2. Jalapeños in einer Schüssel mit Chilipulver, braunem Zucker, 2 EL Öl und 2 EL Limettensaft verrühren.

3. Lachsfilets abspülen, gut trockentupfen und in die Würzflüssigkeit legen (marinieren). Bis zur weiteren Verwendung kalt stellen.

4. Paprikaschoten putzen, vierteln, entkernen, waschen und mit der Haut nach oben auf ein Backblech legen. Unter dem heißen Backofengrill rösten, bis die Haut schwarz wird und Blasen wirft.

5. Geröstete Paprika in eine Schüssel geben, mit einem Teller zudecken und 10 Minuten dämpfen lassen.

6. Dann die Haut abziehen und die Paprikaschoten in feine Rauten schneiden.

7. Mango mit dem Sparschäler schälen. Das Fruchtfleisch in Scheiben vom Stein schneiden und ebenfalls in Rauten teilen.

8. Zwiebel schälen und sehr fein hacken. Koriander waschen und trockenschütteln. Blätter abzupfen und hacken.

9. Paprika, Mango, Zwiebeln und Koriander in einer Schüssel mit restlichem Limettensaft und Öl (1/2 EL zurückbehalten) mischen. Mit Salz, Pfeffer und 1 Prise Zucker würzen.

10. Saure Sahne mit abgeriebener Limettenschale, Salz und Pfeffer glattrühren.

11. Eine Grillpfanne erhitzen und mit dem zurückbehaltenen Öl ausstreichen. Lachsfilets aus der Marinade heben und abtropfen lassen.

12. In der Grillpfanne von jeder Seite 3-4 Minuten grillen. Saure Sahne in einen Einwegspritzbeutel geben und dekorativ auf 4 Teller spritzen, je 1 Portion Paprika-Mango-Sauce und Lachsfilet darauf anrichten und servieren.

Japanischer Nudelsalat mit Tofu und Rettich

Schwierigkeit:
leicht

Zubereitung:
40 min

Kalorien:
574kcal

Dieser vegetarische Köstlichkeit versorgt den Körper mit knapp 50% des täglichen Bedarfs an vielen wichtigen Mineralstoffen und Spurenelementen.

1 Portion enthält
(Anteil vom Tagesbedarf in Prozent)

Kalorien	574kcal	**(27 %)**
Protein	**24 g**	(24 %)
Fett	**20 g**	(17 %)
Kohlenhydrate	**71 g**	(47 %)
zugesetzter Zucker	**0 g**	(0 %)
Ballaststoffe	**9 g**	(30 %)

Zutaten für 1 Person:

75 g Soba-Nudel
Salz
½ Limette
1,5 EL Sesam
1 EL Sojasauce
½ TL Agavendicksaft
25 ml klassische Gemüsebrühe
1 ½ Frühlingszwiebeln
62 g Takuan
50 g Zuckerschoten
87 g fester Tofu

Küchengeräte

1 Topf, 1 kleine Pfanne, 1 Schüssel, 1 kleine Schüssel, 1 Messbecher, 1 Arbeitsbrett, 1 kleines Messer, 1 Gabel, 1 Esslöffel, 1 Teelöffel, 1 Sieb, 1 Mörser, 1 Pinsel, 1 Grillpfanne, 1 Teller, 1 Zitronenpresse

Zubereitungsschritte

1. Soba-Nudeln nach Packungsanleitung in Salzwasser garen, abgießen und abschrecken.

2. Während die Nudeln kochen, Limette halbieren und auspressen. Sesam in einer trockenen Pfanne leicht rösten. 1 EL Sesam beiseitelegen, Rest in einen Mörser geben und warm zerstoßen.

3. Sojasauce, 2 EL Limettensaft, Agavendicksaft und Brühe verrühren. Zerstoßenen Sesam dazugeben und glattrühren.

4. Frühlingszwiebeln putzen, waschen und schräg in sehr dünne Scheiben schneiden.

5. Takuan in dünne Streifen (Julienne) schneiden.

6. Zuckerschoten putzen, waschen und längs in feine Streifen schneiden. 30 Sekunden in Salzwasser kochen, abgießen und mit kaltem Wasser abschrecken.

7. Nudeln, Zwiebeln, Takuan und Zuckerschoten in einer Schüssel mit 3/4 der Sesamsauce mischen. 10 Minuten ziehen lassen.

8. Inzwischen eine Grillpfanne erhitzen. Tofu in Scheiben schneiden und die Schnittflächen mit restlicher Sesamsauce bestreichen.

9. Tofu von jeder Seite 3 Minuten grillen. Nudelsalat auf Teller geben, Tofu dazulegen und mit dem zurückgelegten Sesam bestreut servieren.

Kiwi-Limetten-Cocktail mit Granatapfelkernen

Schwierigkeit:
mittel

Zubereitung:
20 min

Kalorien:
213kcal

Da freut sich das Immunsystem: Pro Glas bringt das Getränk mit über 200 Milligramm Vitamin C gut das Doppelte des Tagesbedarfs!

Einen weiteren Schub Power liefern die Granatapfelkerne mit zellschützenden Pflanzenstoffen.

1 Portion enthält
(Anteil vom Tagesbedarf in Prozent)

Kalorien	213kcal	(10 %)
Protein	3 g	(3 %)
Fett	3 g	(3 %)
Kohlenhydrate	39 g	(26 %)
zugesetzter Zucker	0 g	(0 %)
Ballaststoffe	9 g	(30 %)

Wenn dich sauer eher un-lustig macht, dann kannst du deinen Cocktail mit ein paar Tropfen flüssigem Süßstoff aufhübschen. (Stevia)

Zutaten für 1 Portion:

225 g große Kiwi
2 Limetten
175 g Granatapfel
Eiswürfel

Küchengeräte

1 Arbeitsbrett, 1 Sparschäler, 1 kleines Messer, 1 Zitronenpresse, 2 Schüsseln, 1 hohes Gefäß, 1 Stabmixer, 1 Ice Crusher, 1 dünne Gummihandschuhe oder Einmalhandschuhe

Zubereitungsschritte

1. Die Kiwis dünn schälen und grob würfeln.

2. Limetten heiß abspülen und trockenreiben. Bio-Früchte halbieren und von den 4 Hälften je 1 dünne Scheibe abschneiden, beiseitelegen. Restliche Früchte ebenfalls halbieren, alle Limetten auspressen.

3. Vom Granatapfel am Kelchansatz ein keilförmiges Stück herausschneiden. Die Frucht über eine Schüssel halten und mit etwas Druck auseinanderbrechen, sodass die Fruchtkerne in die Schüssel fallen. Dazu am besten dünne Gummi- oder Einmalhandschuhe überziehen, da der Saft stark färbt.

4. Kiwiwürfel und Limettensaft in ein hohes Gefäß geben und mit einem Stabmixer sehr fein pürieren.

5. Eiswürfel im Ice Crusher sehr fein zerkleinern und auf 2 Gläser verteilen, ebenso die Limettenscheiben. Kiwi-Püree darübergießen. Jeweils die Hälfte der Granatapfelkerne hineingeben und sofort servieren.

Chiapudding mit Heidelbeeren und Bananen

Schwierigkeit:
leicht

Zubereitung:
20 min
fertig in 12 h 20 min

Kalorien:
128kcal

Dieses Frühstück lässt extrem gut vorbereiten und für einen hektischen Morgen ideal. Die tolle Kombination bringt ein großes Plus an zellschützenden Antioxidantien und wertvollen Ballaststoffen mit.

1 Portion enthält

(Anteil vom Tagesbedarf in Prozent)

Kalorien	128kcal	(6 %)
Protein	3 g	(3 %)
Fett	4 g	(3 %)
Kohlenhydrate	17 g	(11 %)
zugesetzter Zucker	4 g	(16 %)
Ballaststoffe	6,6 g	(22 %)

Zutaten für 1 Portion:

½ Vanilleschote
400 ml Mandeldrink
30 g Chiasamen (4 EL)
1 Prise gemahlener Kardamom
250 g Blaubeeren
1 Banane
1 EL Ahornsirup

Zubereitungsschritte

1. Vanilleschote längs halbieren und Vanillemark mit einem Messer herauskratzen. Mandeldrink, Chiasamen, Vanillemark und Kardamom verrühren und etwa 20 Minuten quellen lassen.

2. Chiapudding in 4 Gläser verteilen und zugedeckt für 12 Stunden, am besten über Nacht, in den Kühlschrank stellen.

3. Danach Blaubeeren waschen und abtropfen lassen. Banane schälen und in Scheiben schneiden. Beides mit Ahornsirup mischen und auf die Chiapuddings verteilen.

Quinoa mit Brokkoli, Pilzen und Currysauce

Schwierigkeit:
leicht

Zubereitung:
40 min

Kalorien:
472kcal

Das Quinoa enthält viele Ballast- und Mineralstoffe.

Brokkoli gibt dir eine Spritze Vitamin C und der. Frischkäse sorgt für das Eiweiß sowie den Mineralstoff Calcium.

1 Portion enthält
(Anteil vom Tagesbedarf in Prozent)

Kalorien	472kcal	(22 %)
Protein	18 g	(18 %)
Fett	25 g	(22 %)
Kohlenhydrate	45 g	(30 %)
zugesetzter Zucker	1 g	(4 %)
Ballaststoffe	12,7 g	(42 %)

Zutaten für 1 Portion:

50 g	Quinoa
125 g	Brokkoli
75 g	Austernpilze
1 ¼	Frühlingszwiebeln
1	Schalotten
5 g	Ingwer
¼	Knoblauchzehe
½ EL	Kokosöl
¼ TL	Kurkuma
¼ TL	indisches Currypulver
1 TL	Kokosblütenzucker
40 ml	Kokosmilch
Salz	
Pfeffer	
25 g	Frischkäse
¼	Mandarine (Saft)

Zubereitungsschritte

1. Quinoa in einem Sieb unter fließendem Wasser heiß abspülen, in einen Topf geben und nach Packungsanleitung gar kochen.

2. Inzwischen Brokkoli waschen, putzen, in kleine Röschen teilen, Strunk schälen und in Stifte schneiden. Brokkoli in einem Dämpfeinsatz über heißem

Wasserdampf zugedeckt in ca. 5 Minuten gar dämpfen.

3. Inzwischen Pilze putzen und in mundgerechte Stücke schneiden. Frühlingszwiebeln waschen, putzen und in Röllchen schneiden. Schalotten, Ingwer und Knoblauch schälen und klein hacken. 1 EL Öl in einem kleinen Topf erhitzen und Schalotten, Ingwer und Knoblauch darin bei mittlerer Hitze glasig dünsten. Mit Kurkuma, Currypulver und Zucker bestreuen und 2 Minuten karamellisieren lassen. Mit der Kokosmilch ablöschen und 5–8 Minuten bei kleiner Hitze köcheln lassen.

4. Inzwischen restliches Öl in einer Pfanne erhitzen und Pilze und Frühlingszwiebeln darin bei mittlerer Hitze ca. 5 Minuten braten. Mit Salz und Pfeffer würzen. Frischkäse und Mandarinensaft in die Currysauce rühren und Sauce schaumig aufmixen. Mit Salz und Currypulver abschmecken und nochmals durchmixen.

5. Quinoa nach Belieben mithilfe von Garnierringen auf 4 Tellern anrichten und Pilz-Zwiebel-Mischung und Brokkoli darauf verteilen. Sauce ebenfalls auf den Tellern verteilen.

Wirsing-Apfel-Gemüse

mit roten Linsen und Datteln

Schwierigkeit:
leicht

Zubereitung:
30 min

Kalorien:
574kcal

Eine Portion dieser köstlichen Speise deckt den gesamten Tagesbedarf an Vitamin E und dazu noch eine respektable Dosis Vitamin C plus viele sättigende und magenfreundliche Ballaststoffe.
Der Wirsing enthält zudem einiges an Chlorophyll, das wie ein ein Booster für deine gesamte Gesundheit wirkt. Es fördert die Blutbildung, gleicht Magnesium-Mangel aus und fördert Heilungsprozesse.

1 Portion enthält
(Anteil vom Tagesbedarf in Prozent)

Kalorien	574kcal	(27 %)
Protein	21 g	(21 %)
Fett	27 g	(23 %)
Kohlenhydrate	60 g	(40 %)
zugesetzter Zucker	0 g	(0 %)
Ballaststoffe	16 g	(53 %)

Lass dich vom relativ hohen Fettgehalt nicht abschrecken! Denn hier kommt nur das "gute" Fett auf deinen Tisch, das dich mit ungesättigten Fettsäuren verwöhnt und deshalb gut für Herz und Gefäße ist. Das vegane Rezept mit Wirsinggemüse kannst du am darauffolgenden Tag auch als kalten Salat mit zu deiner Arbeit nehmen. Wirsing und Äpfel sind fast das ganze Jahr aus heimischen Anbau erwerbbar. Den Rucola kannst du beispielsweise auch durch Feldsalat ersetzen.

Zutaten für 1 Portion:

½	Schalotte
200 g	Wirsing
100 g	säuerlicher Äpfel
25 g	getrocknete Dattel (ohne Stein)
1 EL	Olivenöl
50 g	rote Linsen
75 ml	Gemüsebrühe
Salz	
Pfeffer	
25 g	Haselnusskerne
25 g	Rucola

Küchengeräte

1 kleines Messer, 1 Arbeitsbrett, 1 beschichtete Pfanne, 1 Messbecher, 1 Pfannenwender, 1 Esslöffel, 1 großes Messer, 1 kleine Pfanne

Zubereitungsschritte

1. Schalotte schälen und fein hacken.

2. Wirsing putzen, vom harten Strunk entfernen, waschen, abtropfen lassen und in feine Streifen schneiden.

3. Apfel waschen, trocken reiben, vierteln, entkernen und würfeln. Datteln halbieren, entsteinen und in Streifen schneiden.

4. Öl in einer großen beschichteten Pfanne erhitzen. Schalotte darin kurz glasig dünsten.

5. Wirsing zufügen und etwa 5 Minuten andünsten. Apfel, Linsen und Datteln einrühren und bei mittlerer Hitze weitere 2 Minuten dünsten.

6. Brühe dazugießen und alles weitere 10 Minuten dünsten. Mit Salz und Pfeffer abschmecken.

7. Während der Wirsing gart, Haselnüsse grob hacken und in einer kleinen Pfanne ohne Fett anrösten, bis sie zu duften beginnen. Vom Herd nehmen.

8. Rucola putzen, waschen, trocken schütteln und hacken. Mit den Haselnüssen über das Gemüse streuen und servieren.

Erdnuss-Riegel

mit Rosinen

Schwierigkeit:
leicht

Zubereitung:
20 min
fertig in 35 min

Kalorien:
100 kcal

Der Hafer ist bei diesen Riegeln für den süßen Genuss ohne Reue verantwortlich.

Der hohe Vitamin-B-Gehalt ist gut für die Nerven, lösliche Ballaststoffe wie Beta-Glucane reduzieren hohe Cholesterinwerte und sind nützlich bei der Krebsvorsorge.

1 Stück enthält
(Anteil vom Tagesbedarf in Prozent)

Kalorien	100kcal	(5 %)
Protein	2 g	(2 %)
Fett	4 g	(3 %)
Kohlenhydrate	13 g	(9 %)
zugesetzter Zucker	5 g	(20 %)
Ballaststoffe	1 g	(3 %)

Wenn Rosinen nicht gerade deine Favoriten sind, ersetze diese einfach durch getrocknete Cranberries oder fein gewürfelte getrocknete Datteln oder Feigen.

Zutaten für 20 Riegel:

½	Orange
100 g	ungesalzene Erdnusskern
30 g	Butter
30 g	Vollrohrzucker
100 g	Honig
150 g	kernige Haferflocken
50 g	Haferfleks
50 g	Rosinen

Küchengeräte

1 kleiner Topf, 1 Teelöffel, 1 Zitruspresse, 1 großes Messer, 1 Arbeitsbrett, 1 Backblech, 1 Backpapier, 1 Gummispachtel, 1 Holzlöffel

Zubereitungsschritte

1. Orange auspressen.

2. Erdnüsse grob hacken.

3. Butter, Zucker und Honig in einem Topf erhitzen, bis der Zucker geschmolzen ist.

4.1 TL Orangensaft, Haferflocken, Haferfleks und Nüsse zugeben und unter Rühren goldbraun werden lassen.

5. Rosinen unterrühren.

6. Masse mit einem feuchten Gummispachtel auf ein mit Backpapier ausgelegtes Backblech streichen und im vorgeheizten Backofen bei 150 °C (Umluft 130 °C, Gas: Stufe 1–2) auf der mittleren Schiene 10–15 Minuten backen.

7.Noch warm in Riegel schneiden, dann vollständig auskühlen lassen.

Ananas-Joghurt

mit Bananen und Walnüssen

Schwierigkeit:
leicht

Zubereitung:
10 min
fertig in 20 min

Kalorien:
258kcal

Dieses Paar bietet unglaublich viel Kalzium und Vitamin B_6. Es wirkt wie Dünger für funktionierende Nerven.

1 Portion enthält

(Anteil vom Tagesbedarf in Prozent)

Kalorien	258kcal	(12 %)
Protein	8 g	(8 %)
Fett	10 g	(9 %)
Kohlenhydrate	32 g	(21 %)
zugesetzter Zucker	4 g	(16 %)
Ballaststoffe	2,5 g	(8 %)

Zutaten für 1 Portion:

¼	Zitrone
100 g	Bananen
50 g	Ananas
10 g	Walnusskerne
½ TL	Sesamöl
1 TL	flüssiger Honig
150 g	Joghurt (1,5 % Fett)
¼ TL	gemahlener Anis

Küchengeräte

1 großes Arbeitsbrett, 1 großes Messer, 1 beschichtete Pfanne, 1 Holzlöffel, 1 Schüssel, 1 Schneebesen, 1 Zitronenpresse, 1 Teelöffel, 1 kleines Messer

Zubereitungsschritte

1. Zitronenhälfte auspressen.

2. Banane schälen, in Scheiben schneiden und mit 1 TL Zitronensaft beträufeln.

3. Ananas schälen, das Fruchtfleisch in Stücke schneiden.

4. Walnüsse grob hacken.

5. Sesamöl in einer beschichteten Pfanne erhitzen. Ananas und Banane darin etwa 1 Minute bei mittlerer Hitze unter Wenden braten. Anschließend in 2 kleinen Schüsseln anrichten und 5–10 Minuten abkühlen lassen.

6. Honig, Joghurt und Anis verrühren. Über die abgekühlten Früchte geben. Gehackte Walnüsse darüberstreuen.

Scharfer Steaksalat
mit Chinakohl und Papaya

Schwierigkeit:
leicht

Zubereitung:
35 min

Kalorien:
441kcal

Die exotische Papaya unterstützt deinen Magen schweres, eiweißreiches Essen leichter zu verdauen.

1 Portion enthält
(Anteil vom Tagesbedarf in Prozent)

Kalorien	441kcal	(21 %)
Protein	50 g	(51 %)
Fett	21 g	(18 %)
Kohlenhydrate	10 g	(7 %)
zugesetzter Zucker	2 g	(8 %)
Ballaststoffe	5 g	(17 %)

Der Salat schmeckt noch fruchtiger, wenn du etwas Mango hinzufügst. Die Mango schützt die Haut vorm Altern und stärkt deine natürlichen Abwehrkräfte

Zutaten für 1 Portion:

125 g	kleine Papaya
100 g	Tomaten
¼	Zitrone
2 EL	Tomatensaft
½ TL	flüssiger Honig
2 EL	Olivenöl
2 ½ Stiele	Koriander
Salz	
Pfeffer	
Tabasco	
½ TL	schwarze Pfefferkörner
150 g	Rumpsteak
½ TL	Paprikapulver (rosenscharf)
125 g	kleiner Chinakohl

Küchengeräte

1 Pfanne, 1 Schüssel, 1 kleine Schüssel, 1 Arbeitsbrett, 1 großes Messer, 1 kleines Messer, 1 Esslöffel, 1 Teelöffel, 1 Sparschäler, 1 Mörser, 1 Pfannenwender, 1 Aluminiumfolie, 1 Gabel, 1 Zitronenpresse

Zubereitungsschritte

1. Papaya schälen und die Kerne mit einem Löffel entfernen. Fruchtfleisch in mundgerechte Stücke schneiden.

2. Tomaten waschen, vierteln, dabei die Stielansätze entfernen, Tomaten entkernen. Tomaten und Papaya in einer Schüssel mischen.

3. Die halbe Zitrone auspressen. Tomatensaft, 1 EL Zitronensaft, Honig und 2 EL Olivenöl verrühren.

4. Koriander waschen, trockenschütteln, Blätter abzupfen, hacken und unter die Tomatensauce rühren.

5. Mit Salz, Pfeffer und Tabasco würzen und über die Papaya und Tomaten geben.

6. Pfefferkörner im Mörser zerstoßen. Steaks trockentupfen. Eine Seite mit

Paprikapulver bestreuen, beide Seiten im gestoßenen Pfeffer wenden und leicht salzen.

7. Das restliche Öl in einer Pfanne erhitzen und die Steaks darin auf jeder Seite bei starker Hitze 3 Minuten braten.

8. Steaks aus der Pfanne nehmen, in Aluminiumfolie einschlagen und 4 Minuten ruhen lassen.

9. Inzwischen Chinakohl putzen, waschen und in feine Streifen schneiden. Auf eine Platte geben und die Papaya-Tomaten-Mischung darauf verteilen. Die Steaks in jeweils 5 Scheiben schneiden und auf dem Salat verteilen.

Süßkartoffel-Curry mit Basmatireis

Schwierigkeit:
leicht

Zubereitung:
40 min

Kalorien:
488kcal

Benutze bei deinen Rezepten regelmäig Vollkornprodukte wie beispielsweise den Vollkornreis. Diese Nahrungsmittelen enthalten viele Vitamine, Mineral- und Ballaststoffe.
Das Sükartoffel-Curry ist voll von Betacarotin, einer Vitamin-A-Vorstufe, was deine Sehstärke positiv beeinflusst.

1 Portion enthält
(Anteil vom Tagesbedarf in Prozent)

Kalorien	488kcal	(23 %)
Protein	8 g	(8 %)
Fett	10 g	(9 %)
Kohlenhydrate	89 g	(59 %)
zugesetzter Zucker	0 g	(0 %)
Ballaststoffe	7,5 g	(25 %)

Als Beilage zum Süßkartoffel-Curry eignet sich Quinoa hervoraggend. Es bringt noch mehr Eiweiß und Ballaststoffe auf den Tisch als der Reis.

Zutaten für 1 Portion:

50 g Basmati-Vollkornreis
Salz & Pfeffer
200 g Süßkartoffeln
¼ EL Sesamöl
7 ½ g grüne Currypaste
⅛ Limette (auspressen)
75 ml Gemüsebrühe
50 ml Kokosmilch (9 % Fett)
2 g Petersilie

Zubereitungsschritte

1. Reis in der 2,5-fachen Menge kochendem Salzwasser nach Packungsanweisung etwa 35 Minuten kochen.

2. Inzwischen Süßkartoffeln schälen und würfeln. Öl in einer gro- ßen beschichteten Pfanne erhitzen. Kartoffelwürfel darin bei mittlerer Hitze etwa 5–8 Minuten braten. Currypaste zugeben und unter Rühren 2 Minuten braten.

3. Mit Limettensaft und Brühe ablöschen und Kokosmilch zugießen. Curry bei mittlerer Hitze 4–5 Minuten köcheln lassen. Inzwischen Petersilie waschen, trocken schütteln und die Blätter in Streifen schneiden.

4. Curry mit Salz und Pfeffer abschmecken, mit der Petersilie bestreuen und mit dem Reis servieren.

Feigen-Cranberry-Riegel mit Nüssen

Schwierigkeit:
leicht

Zubereitung:
25 min
fertig in 1 h 15 min

Kalorien:
141kcal

Walnüsse dienen als perfekter pflanzlicher Lieferant von Omega-3-Fettsäuren. Bei Hauterkrankungen wie Schuppenflechte und Neurodermitis wirkt eine gute Omega-3-Versorgung Wunder.

1 Stück enthält
(Anteil vom Tagesbedarf in Prozent)

Kalorien	141kcal	(7 %)
Protein	3 g	(3 %)
Fett	8 g	(7 %)
Kohlenhydrate	13 g	(9 %)
zugesetzter Zucker	4 g	(16 %)
Ballaststoffe	2 g	(7 %)

Wenn du Cholesterinprobleme hast oder nichts tierisches zu dir nehmen willst, dann tausche einfach die Butter durch eine hochwertige Pflanzenmargarine. (Betonung liegt auch hochwertig)

Zutaten für 25 Stück:

100 g Walnusskerne
100 g getrocknete Feige
1 Bio-Orange
80 g weiche Butter
100 g Vollrohrzucker
1 Prise Salz
2 Eier
150 g Weizen-Vollkornmehl
2 TL Weinstein-Backpulver
100 g gemahlene Haselnüsse
100 g getrocknete Cranberrys
1 TL Kakaopulver
½ TL Kardamom oder Zimt

Küchengeräte

1 Handmixer, 1 Nudelholz, 1 feine Reibe, 1 Rührschüssel, 1 Esslöffel, 1 Zitruspresse, 1 großes Messer, 1 Arbeitsbrett, 1 Backblech, 1 Backpapier, 1 Blitzhacker, 1 Frischhaltefolie

Zubereitungsschritte

1. Die Walnusskerne mahlen.

2. Feigen fein würfeln.

3. Orange heiß abspülen und trockenreiben. Orangenschale fein abreiben. Die Frucht halbieren und den Saft auspressen.

4. Butter, Zucker, Salz und Orangenschale mit den Quirlen des Handmixers verrühren. Eier unterrühren.

5. Mehl, Backpulver, Feigen, Nüsse, Cranberrys, Kakao und Kardamom zugeben und unterkneten.

6. Den Teig auf ein mit Backpapier ausgelegtes Backblech geben und unter Frischhaltefolie ausrollen.

7. Folie entfernen und im vorgeheizten Backofen bei 180 °C (Umluft: 160 °C, Gas: Stufe 2–3) ca. 30 Minuten backen.

8. Gebäck noch heiß mit Orangensaft beträufeln, 5 Minuten durchziehen lassen, dann in Riegel schneiden und auf dem Arbeitsbrett abkühlen lassen.

Beeren-Smoothie-Bowl mit Kernen

Schwierigkeit:
leicht

Zubereitung:
20 min

Kalorien:
393kcal

Das Zink aus den Samen und Kernen dient einer gesunden Haut und fördert Heilungsprozess.

Mandeln sind hochwertige Calcium-Lieferanten: 100 g enthalten zweimal so viel wie ein Becher Joghurt.

1 Portion enthält
(Anteil vom Tagesbedarf in Prozent)

Kalorien	393 kcal	(19 %)
Protein	17 g	(17 %)
Fett	21 g	(18 %)
Kohlenhydrate	30 g	(20 %)
zugesetzter Zucker	0 g	(0 %)
Ballaststoffe	10,7 g	(36 %)

Ausgewogen? Na und ob! Wenn gerade keine Beerensaison ist, kannst du stattdessen auch Tiefkühlbeeren verwenden.

Zutaten für 1 Portion

150 g Beeren (Himbeeren, Heidelbeeren, Brombeeren)
75 g kleine Bananen
7 g Acai Pulver (3 EL)
150 g Joghurtalternative aus Soja
50 ml Mandeldrink (Mandelmilch)
7 g heller Sesam (2 EL)
7 g gehobelte Mandelkerne
7 g Sonnenblumenkerne (2 EL)
7 g Kürbiskerne (2 EL)

Zubereitungsschritte

1. Beeren waschen und abtropfen lassen; je 50 g Heidelbeeren und Brombeeren beiseitelegen. Bananen schälen, in Stücke schneiden und mit Beeren, Acai-Pulver, Joghurtalternative und Mandeldrink fein pürieren. Smoothie in 4 Bowls verteilen.

2. Für das Topping in einer heißen Pfanne Sesam mit Mandeln, Sonnenblumen- und Kürbiskernen bei mittlerer Hitze anrösten. Anschließend 3 Minuten abkühlen lassen. Bowls mit gerösteten Samen und Kernen sowie restlichen Heidel- und Brombeeren anrichten.

Pürierte Linsensuppe

mit Steinpilzen und Entenbrust

Schwierigkeit:
mittel

Zubereitung:
50 min
fertig in 1 h 10 min

Kalorien:
585kcal

Gerade im Herbst ein leckeres Rezept. Und auch für die Gesundheit und das Abnehmen gut: Roten Linsen regulieren deinen Blutzucker und wirken damit gegen Heißhungerattacken.

1 Portion enthält
(Anteil vom Tagesbedarf in Prozent)

Kalorien	585kcal	(28 %)
Protein	39 g	(40 %)
Fett	39 g	(34 %)
Kohlenhydrate	19 g	(13 %)
zugesetzter Zucker	0 g	(0 %)
Ballaststoffe	11,2 g	(37 %)

Zutaten für 1 Portion:

25 g	kleine Zwiebeln
¼	Knoblauchzehe
½ **Zweige**	Thymian
¾ **EL**	Olivenöl
40 g	rote Linsen
¼ **EL**	Paprikapulver (edelsüß)
¼ **Msp.**	Kreuzkümmel
¼ **EL**	Tomatenmark
¼ **l**	Geflügelbrühe
70 g	Entenbrustfilet
	Salz
	Pfeffer

50 g	kleine Steinpilze
40 ml	Sojacreme

Küchengeräte

2 Töpfe, 1 Pfanne, 1 Messbecher, 1 Arbeitsbrett, 1 großes Messer, 1 kleines Messer, 1 Esslöffel, 1 Holzlöffel, 1 Sieb, 1 Pfannenwender, 1 Stabmixer, 1 Aluminiumfolie

Zubereitungsschritte

1. Zwiebeln und Knoblauch schälen und fein hacken. Thymian waschen, trockenschütteln und die Blättchen abzupfen.

2. 1 1/2 EL Öl in einem Topf erhitzen. Zwiebeln und Knoblauch darin glasig dünsten. Linsen dazugeben und 1 Minute andünsten.

3. Paprikapulver und Kreuzkümmel darüberstreuen. Tomatenmark dazugeben, 30 Sekunden andünsten und die Brühe dazugießen. Aufkochen und 15 Minuten bei kleiner Hitze kochen lassen.

4. Die Entenbrust auf der Hautseite mit einem sehr scharfen Messer rautenförmig leicht einritzen, dabei nicht in das Fleisch schneiden. Die Brust mit der Hautseite nach unten in eine Pfanne legen und bei kleiner Hitze 15 Minuten braten.

5. Entenbrust wenden und 2-3 Minuten auf der Fleischseite braten. Mit Salz und Pfeffer würzen. Die Entenbrust mit Alufolie bedeckt 5 Minuten ruhen lassen.

6. Die Steinpilze putzen, die Stielenden abschneiden, große Pilze eventuell halbieren. Restliches Öl in einer Pfanne erhitzen und die Pilze darin braten, mit Salz und Pfeffer würzen und mit Thymian bestreuen.

7. Die Suppe fein pürieren und mit einem Esslöffel durch ein nicht zu feines Sieb in einen zweiten Topf streichen (passieren). Sojacreme dazugießen, aufkochen und mit Salz und Pfeffer würzen.

8. Die Entenbrust dünn aufschneiden und mit den Steinpilzen auf die Suppe geben.

Buchweizen mit Brokkoli und Ei

Schwierigkeit:
leicht

Zubereitung:
30 min
fertig in 40 min

Kalorien:
406kcal

Brokkoli ist voll von dem Mineralstoff Calcium. Liegt ein Calciummangel vor, funktioniert die Fettverbrennung nicht richtig.
Buchweizen sorgt für hochwertiges Eiweiß, welches unter anderem in die die essenzielle Aminosäure Lysin aufgespalten wird. Diese sorgt für die Synthese von Kollagen, was wie ein Jungbrunnen für deine Haut wirkt.

1 Portion enthält
(Anteil vom Tagesbedarf in Prozent)

Kalorien	406kcal	(19 %)
Protein	21 g	(21 %)
Fett	13 g	(11 %)
Kohlenhydrate	50 g	(33 %)
zugesetzter Zucker	0 g	(0 %)
Ballaststoffe	10,6 g	(35 %)

Für ein veganes Gericht die Eier durch gebratenen Tofu ersetzen.

Zutaten für 1 Portion

50 g	Buchweizen
	Salz
75 g	Rotkohl (1 Stück)
¼ EL	Balsamessig
	Pfeffer
75 g	Brokkoli
40 g	Sojabohne in der Schote
0,5 TL	Koriander
7 g	Aprikosenfruchtaufstrich
¾ EL	Sojasauce
¼ EL	Zitronensaft
0,5 TL	Sambal oelek
¼ EL	Sesamöl
¼ EL	Rapsöl
1	Ei

Zubereitungsschritte

1. Buchweizen mit Wasser abspülen, mit der doppelten Menge Salzwasser in etwa 20 Minuten bissfest garen. Anschließend auskühlen lassen.

2. Inzwischen Rotkohl putzen, waschen und in feine Streifen hobeln. Mit Salz, Pfeffer und Balsamessig würzen, durchkneten und ziehen lassen.

3. Brokkoli putzen, waschen und mit den Sojabohnen in Salzwasser bei mittlerer

Hitze zugedeckt in etwa 10–12 Minuten bissfest garen. Dann abgießen, mit Salz, Pfeffer und Koriander würzen und warm halten.

4. Inzwischen Aprikosenfruchtaufstrich, Sojasauce, Zitronensaft, Sambal oelek, Sesamöl und 5 EL Wasser zu einer Sauce verrühren.

5. Rapsöl in einer großen Pfanne erhitzen. Bei mittlerer Hitze in etwa 5–7 Minuten 4 Spiegeleier darin braten. Mit Salz und Pfeffer würzen.

6. Zutaten in 4 Schalen anrichten, mit der Sauce beträufeln und mit dem Spiegelei servieren.

Gefüllte Tomaten

mit Zucchini

Schwierigkeit:
leicht

Zubereitung:
15 min
fertig in 20 min

Kalorien:
65 kcal

Kaum Fett und gerade mal 65 Kalorien auf dem Zähler – dafür reichlich Folsäure, Kalium und Vitamin C: Folsäure am Eiweißstoffwechsel und an nahezu allen Zellteilungen beteiligt.

1 Portion enthält
(Anteil vom Tagesbedarf in Prozent)

Kalorien	65 kcal	(3 %)
Protein	4 g	(4 %)
Fett	2 g	(2 %)
Kohlenhydrate	7 g	(5 %)
zugesetzter Zucker	0 g	(0 %)
Ballaststoffe	3 g	(10 %)

Wenn Sie zu denjenigen gehören, die Zucchini nur gekocht mögen: Blanchieren Sie die Würfel ca. 15 Sekunden in kochendem Wasser (danach abschrecken und abtropfen lassen) oder nehmen Sie alternativ ein Stück Salatgurke.

Zutaten für 1 Portion:

180 g	Tomaten
100 g	kleine Zucchini
1 TL	Weißweinessig(mild)
Salz	
Pfeffer	
½ TL	ungeschälter Sesam
3 Stiele	Minze

Küchengeräte

1 Arbeitsbrett, 1 kleines Messer, 1 Teelöffel, 1 feines Sieb, 1 Schüssel, 1 Esslöffel, 1 kleine beschichtete Pfanne, 1 großes Messer

Zubereitungsschritte

1. Tomaten waschen und waagerecht halbieren. Stielansätze keilförmig herausschneiden.

2. Tomaten mit einem Teelöffel aushöhlen. Das Fruchtfleisch mit einem Löffel durch ein feines Sieb in eine Schüssel streichen.

3. Zucchini waschen, putzen und in etwa 5 mm große Würfel schneiden.

4. Zucchiniwürfel zum pürierten Tomatenfruchtfleisch geben. Essig, Salz und Pfeffer unterrühren.

5. Sesam in einer kleinen beschichteten Pfanne ohne Fett goldbraun rösten. Noch warm unter die Zucchiniwürfel mischen.

6. Minze waschen, trockenschütteln, Blätter abzupfen und einige davon beiseitelegen. Restliche Minze fein hacken und unter die Zucchiniwürfel heben.

7. Zucchiniwürfel mit Salz und Pfeffer abschmecken. In die Tomatenhälften füllen und mit restlichen Minzeblättern garnieren.

Was passiert nach den ersten 7 Tagen?

Die ersten 2 Phasen sind beide in deiner ersten Woche. Mit der **dritten und letzten Phase** beginnt die langfristige Ernährungsumstellung 1800 Kilokalorien täglich soll diese festigen. Du willst dein Wunschgewicht ja auch halten, oder? Eine ausgewogene Ernährung hilft dabei. Das heißt versuche so viele verschiedene Gerichte wie möglich auf den Tisch zu zaubern, die in der folgenden Lebensmittel-Liste enthalten sind.

Dabei gilt: Alle unten aufgeführten Lebensmittel, die reich an Sirtuinen sind, kannst du ohne Bedenken essen. Lebensmittel, die frei von diesem Protein sind, wie beispielsweise Kartoffeln oder Hülsenfrüchte, dienen nur als Kombination und nicht Hauptbestandteil deines Essens!

- Buchweizen
- Walnüsse
- Petersilie
- Kurkuma
- Knoblauch
- Soja
- Grüner Tee
- Sellerie
- Rucola
- Grünkohl
- Kapern
- Kaltgepresstes Olivenöl
- Rote Zwiebeln
- Grünkohl
- Chilis
- Schwarzer Kaffee
- Rotwein

- Zartbitterschokolade (mit einem Kakao-Gehalt von mindestens 85 Prozent)
- Blaubeeren
- Erdbeeren

Ab der dritten Phase kannst du diese Nahrungsmittel mit einer ausgewogenen Ernährung mit Gemüse und Obst kombinieren. Du solltest aber immer noch die Kalorienanzahl im Auge behalten!

Bonus: Weitere Rezeptideen

Buchweizen-Pancakes mit Apfelmus

Zutaten für 2 Personen:

- 25 g Buchweizenmehl
- 25 g Dinkelmehl (Type 630)
- 3 Äpfel
- 2 EL Milch
- 50 ml Wasser
- 1 Ei
- 1 EL gehackte Walnusskerne
- 1 Dattel
- 1 Stange Zimt
- 1/3 TL Backpulver
- 1 TL Sonnenblumenöl
- etwas Zitronensaft
- Salz

Zubereitung:

1. Mische für die Pancakes beide Mehlsorten mit einer Prise Salz und Backpulver. Gib Milch und Ei dazu und verrühre die Zutaten mit einem Schneebesen zu einem glatten Teig. Danach zugedeckt 30 Minuten ruhen lassen.

2. Für das Apfelmus schälst und viertelst du die Äpfel, entferne den Stielansatz und schneide die Viertel in Stücke. Halbiere, entsteine und schneidee die Dattel in kleine Stücke. Gebe die Apfel- und Dattelstücke mit 50 ml Wasser, Zimtstange und Zitronensaft in einen Topf und dünste es bei mittlerer Hitze für 10 bis 15 Minuten.
3. Fette eine beschichtete Pfanne mit etwas Öl ein. Den Teig in sechs Portionen hineingeben und in der Pfanne verlaufen lassen. Sobald die Oberfläche fest ist und sich Luftlöcher bilden, wende den Pfannkuchen und back ihn fertig.
4. Serviere die Pancakes mit dem warmen Apfelmus und verziere sie mit Walnusskernen.

Apfel-Carpaccio mit Frühlingsquark

Zutaten für 2 Portionen:

- 250 g Magerquark
- 50 ml Wasser
- 20 g Walnusskerne
- 2 Äpfel
- 2 Frühlingszwiebeln
- 6 Radieschen
- 1/2 Bio-Zitrone
- 1 Beet Kresse
- 2 EL gemischte TK-Kräuter
- 2 Msp. Chiliflocken
- Salz
- Pfeffer

Zubereitung:

1. Röste die Walnüsse in einer beschichteten Pfanne, bis sie leicht braun werden. Dann abkühlen lassen und grob hacken. Wasche die Zitrone heiß ab und press den Saft heraus und mische diesen mit 50 ml Wasser.
2. Für den Frühlingsquark die Frühlingszwiebeln waschen, putzen und samt Grün in feine Ringe schneiden. Wasche und schneide die

Radieschen in Scheiben. Rühr beides unter den Quark und gib 2 EL Wasser oder Mineralwasser hinzu. Mit Salz, Pfeffer, Chiliflocken und 3 Msp. Zitronenschale abschmecken.

3. Wasche, entkerne und schneide die Äpfel in dünne Ringe. Betropfel diese mit Zitronenwasser.
4. Gib den Frühlingsquark in die Mitte auf das Apfelcarpaccio, schneide Kresse und Walnüsse klein und verziere damit das Carpaccio.

Roter Sirt-Smoothie

Zutaten für 2 Gläser:

- 200 g blaue Trauben
- 200 g Radicchio
- 100 g TK-Himbeeren
- 1 EL Kakao-Nibs

Zubereitung:

1. Wasche den Radicchio, schneide den Strunk heraus und hacke die Blätter grob. Wasche die Trauben und zupfe die blauen Trauben vom Stiel. Die Himbeeren vorsichtig waschen und trocken tupfen.
2. Den gehackten Radicchio, die blauen Trauben und Himbeeren mit 250 ml Wasser im Standmixer feinpürieren.

Matcha Latte

Zutaten für 2 Gläser:

- 500 ml Sojadrink
- 2 Sternanis
- 1 Stange Zimt
- 1 TL Matcha-Pulver
- etwas Ahornsirup oder Honig

Zubereitung:

1. Lasse den Sojadrink mit Zimstange und Sternanis in einem Topf ca. 5 Minuten zugedeckt bei schwacher Hitze köcheln.
2. Den Topf vom Herd nehmen und die Zimstange und Sternanis herausholen. Matcha-Pulver dazugeben und die Latte schaumig aufschlagen. Je nach Belieben kannst du es mit Honig oder Ahornsirup versüßen.

Crostini mit Tapenade und Rucolasalat

Zutaten für 2 Personen:

- 100 g Kirschtomaten
- 60 g schwarze, entsteinte Oliven
- 2 Blätter Grünkohl
- 1 Knoblauchzehe
- 1 Sardellenfilet in Salzlake
- 1 Bund Rucola
- 1 Vollkornbrötchen
- 1 EL Aceto balsamico
- 1 TL Kapern
- 2 EL Olivenöl
- 1/4 TL Kräuter der Provence
- Salz
- Pfeffer

Zubereitung:

1. Die Grünkohl-Blätter waschen, trocken schütteln, vom Strunk zupfen und kleinschneiden. Die Oliven vierteln. Schäle und hacke den Knoblauch, Sardellenfilet kalt abspülen und klein schneiden. Alles mit Kräuter der Provence und Olivenöl im Mixer

pürieren, gib 1 EL Wasser hinzu und würze es mit Salz und Pfeffer.

2. Wasche, trockne und schüttle den Rucola, grobe Stiele wegschneiden und die Blätter kleiner schneiden. Wasche und halbiere die Tomaten und entfernt die Stielansätze. Vermenge Rucola und Tomaten mit Aceto Balsamico, Olivenöl, Salz und Pfeffer.
3. Schneide das Vollkornbrötchen in dünne Scheiben, röste diese im Toaster, bestreiche diese mit Tapenade und serviere sie zusammen mit dem Rucolasalat.

Schlusswort

Ich fasse mich kurz, da dieses Buch ein Kochbuch und kein Roman ist.

Wenn du das 1:1 so durchziehst, wie in diesem Ratgeber beschrieben, wirst du tolle Erfolge in Sachen Abnehmen und Fettreduktion haben. Hier nochmal abschließend die wichtigsten Tipps:

<u>Setze es 1:1 um!</u>

So ist es mit jeder Anleitung. Wenn du dir bei Ikea einen Tisch kaufst und diesen nicht 1:1 zusammenbaust wie in der Anleitung beschrieben, wird das nichts. So ist es auch mit Ernährungs- und Trainingsplänen.

<u>Nicht Hungern!</u>

In Phase 1 & 2 kann es schon mal vorkommen, dass du Hunger verspürst. Halte durch, denn es sind nur 3 Tage. Das ist notwendig um deinen Körper zu entgiften damit du für den Rest der Diät und die Zeit danach eine optimale Fettverbrennung hast. In Phase 3 wirst du wahrscheinlich nicht hungern. Falls doch koche die Snacks. Für später gilt aber „Iss dich satt!“ und zwar unbedingt. Nach den 7 Tagen musst du dich zwingend immer satt essen, denn sonst wirst du früher oder später Heißhunger bekommen. Satt essen = Jojo-Effekt-Killer!

Viel Trinken!

Trinke mind. 3-4 Liter pro Tag. Auch wenn du sagst: „Das schaffe ich nicht. Das ist viel zu viel“ – Tu es trotzdem! Kaufe dir 2x 1,5 Liter Flaschen und setze dir das Ziel, dass bevor du schlafen gehst du beide getrunken hast. Bevor die Flaschen nicht getrunken sind, gehst du nicht Flaschen. Ich mache keinen Spaß! Du musst es zu einer Gewohnheit machen regelmäßig viel zu trinken. Trinke am besten jeden Morgen direkt 2 Gläser Wasser. Das füllt die leeren Speicher der Nacht auf und es wird direkt mal alles raus gespült. Trinke zu jeder Mahlzeit 1-2 Gläser.

Treibe Sport!

Ich persönlich empfehle joggen/walken. Hierbei ist zu beachten, dass wenn du Fette verbrennen willst du im niedrigen Pulsbereich laufen musst. Sonst wird dein Körper nach dem Lauf nach Kohlenhydraten schreien, was kontraproduktiv ist. Bitte erst nach den ersten 3 Tagen der Diät (wieder) mit Sport anfangen. Wenn du läufst oder walkst heißt das, dass du dich theoretisch noch mit jemanden unterhalten könntest ohne aus der Puste zu kommen. Hast du dieses Tempo läufst du perfekt für die Fettverbennung. Starte mit 2-3x pro Woche. Das ist ein Booster!

Jetzt wünsche ich dir viel Spaß beim Fettverbennen!

Weitere Bücher:

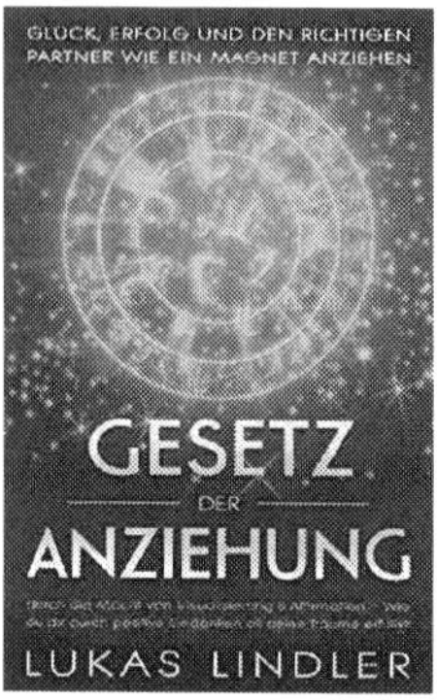

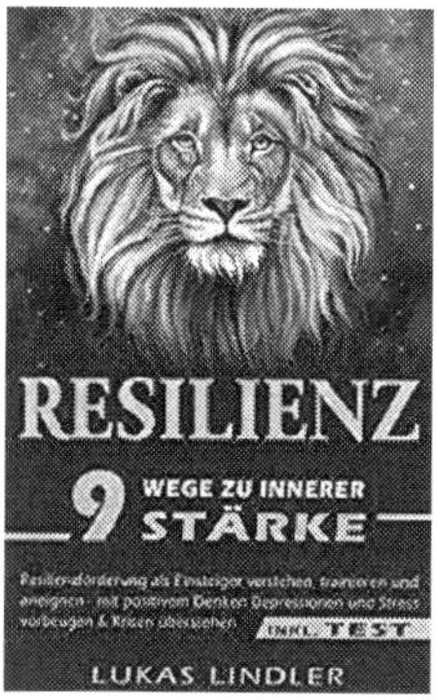

Fragen

Wenn du Fragen hast, schreibe mir gerne unter:

lukaslindler@web.de

https://www.instagram.com/lukas_lindler/

Herzliche Grüße,

Lukas Lindler

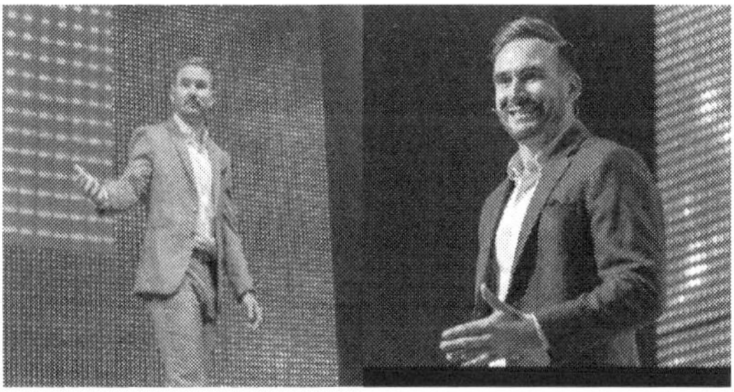

Haftungsausschluss

Der Inhalt dieses Buches wurde mit großer Sorgfalt geprüft und erstellt. Für sämtliche Inhalte kann jedoch keine Garantie übernommen werden. Dies gilt weder für die Richtigkeit, Vollständigkeit, noch Aktualität der Inhalte. Alle enthaltenen Informationen basieren lediglich auf die eigene Meinung und persönliche Erfahrung des Autors. Für selbstverursachte Schäden und Fehlhandlung des Lesers wird daher keine juristische Haftung Seitens des Autors übernommen. Zudem garantiert der Autor keinerlei Erfolge mit dem im Buch erwähnten Informationen, da diese wie oben genannt nur auf persönliche Erfahrung des Autors basieren und lediglich als Unterhaltung diesen sollen. Die Verantwortung für die im Buch beschriebenen Ziele liegt einzig und allein beim Leser selbst. Gleichzeitig wird keine Haftung auf den im Buch angegebenen Quellen und externen Webseiten übernommen. Für all diese Inhalte ist einzig und allein der jeweilige

Webseitenbetreiber verantwortlich weshalb der Autor automatisch von einer Haftung ausgeschlossen ist.

Impressum

1. Auflage: 2020

Kontakt:

Lukas Lindler

Böhmerwaldstr. 4

86368 Gersthofen

Printed in Poland
by Amazon Fulfillment
Poland Sp. z o.o., Wrocław

53853000R00085